BEI GRIN MACHT SICH IHR WISSEN BEZAHLT

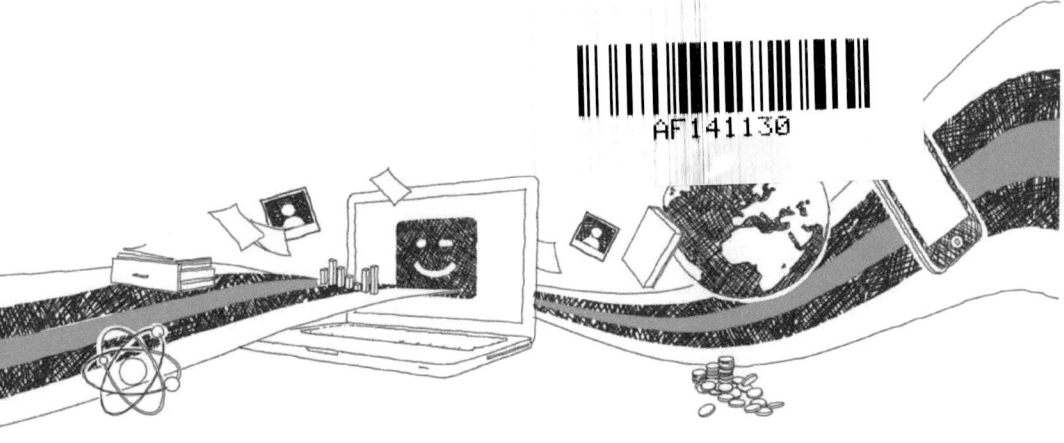

- Wir veröffentlichen Ihre Hausarbeit,
  Bachelor- und Masterarbeit

- Ihr eigenes eBook und Buch -
  weltweit in allen wichtigen Shops

- Verdienen Sie an jedem Verkauf

Jetzt bei www.GRIN.com hochladen und kostenlos publizieren

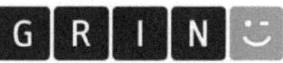

Bibliografische Information der Deutschen Nationalbibliothek:

Die Deutsche Bibliothek verzeichnet diese Publikation in der Deutschen National-bibliografie; detaillierte bibliografische Daten sind im Internet über http://dnb.d-nb.de/ abrufbar.

Impressum:

Copyright © 2015 GRIN Verlag, Open Publishing GmbH
Druck und Bindung: Books on Demand GmbH, Norderstedt Germany
ISBN: 978-3-668-16415-4

Dieses Buch bei GRIN:

http://www.grin.com/de/e-book/316971/sauerstofftherapie-wieviel-sauerstoff-benoetigt-der-intensivpatient-und

Bettina Fritz, Ludmilla Mehling

Sauerstofftherapie. Wieviel Sauerstoff benötigt der Intensivpatient und wie verabreichen wir ihn?

GRIN Verlag

GRIN - Your knowledge has value

Der GRIN Verlag publiziert seit 1998 wissenschaftliche Arbeiten von Studenten, Hochschullehrern und anderen Akademikern als eBook und gedrucktes Buch. Die Verlagswebsite www.grin.com ist die ideale Plattform zur Veröffentlichung von Hausarbeiten, Abschlussarbeiten, wissenschaftlichen Aufsätzen, Dissertationen und Fachbüchern.

Besuchen Sie uns im Internet:

http://www.grin.com/

http://www.facebook.com/grincom

http://www.twitter.com/grin_com

Inhaltsverzeichnis

Verzeichnis der Abbildungen

Verzeichnis der Tabellen

1 Sauerstoff – die Grundlage des Lebens

„Sauerstoff bildet die Grundlage aller aeroben Stoffwechselvorgänge und somit des Lebens" (Schwabbauer 2015, S. 28) und wird für das Verbrennen von Nährstoffen benötigt um Energie zu gewinnen. Dieser Vorgang verbraucht Sauerstoff und erzeugt Kohlendioxid. Sauerstoff steht in engem Zusammenhang zwischen Atmung, Stoffwechsel und des Herz-Kreislaufsystems. Die duale Rolle des Kreislaufs als Transportsystem sowohl für Sauerstoff und Kohlendioxid nennt sich dabei die respiratorische Funktion des Blutes. Wir möchten mit Hilfe unserer Hausarbeit die Umsetzung dieser respiratorischen Funktion beschreiben (vgl. Marino 2008, S. 17). Die Frage besteht nun, wohin geht der eingeatmete Sauerstoff, wie wird dieser transportiert und warum wird dieser für unseren Stoffwechsel benötigt (vgl. Müller 2015, S. 1). Desweiteren stellt sich die Frage in welcher Situation erhält die Patientin beziehungsweise der Patient die Sauerstofftherapie.

1.1 Hinführung

Wie das oben genannte Zitat aufzeigt, möchten wir uns dem Thema Sauerstoff widmen und der Titel unserer Hausarbeit nennt sich - Wieviel Sauerstoff braucht die Intensivpatientin beziehungsweise der Intensivpatient und wie verabreichen wir ihn? -. Wir haben Beide festgestellt, dass der Sauerstoff beziehungsweise die Sauerstofftherapie die Grundlage unserer täglichen Arbeit darstellt. Dies zeigt sich unter anderem an der täglich wiederholenden Messung einer Blutgasanalyse. Wir möchten uns dem Thema Sauerstoff in seiner ganzen Aufmerksamkeit widmen, wie sich dieser mittels verschiedener Methoden verabreichen lässt und der Frage nachgehen ob wir überhaupt ein einheitliches Schema haben wie viel eine Intensivpatientin beziehungsweise ein Intensivpatient Liter an Sauerstoff benötigt. Zur Vereinfachung werden wir in der weiteren Ausführung nur noch die Patientin beziehungsweise den Patient begrifflich wählen.

Zu Beginn der Hausarbeit, haben wir uns überlegt welche Themen angesprochen werden müssen und somit zum Inhalt der Arbeit werden.

Mit anschließender Literaturrecherche konnten wir ein Inhaltsverzeichnis anfertigen. Für die Literaturrecherche haben wir für den ersten groben Überblick das Internet benützt, vor allem die Suchmaschine Google Scholar. Ebenso wurde die eigene Fachliteratur zu Hause gesichtet, die Suchmaschine innerhalb des Robert-Bosch-Krankenhauses und die Suchmaske des Thieme Verlags genützt. Gesuchte Begriffe waren hierbei jeweils in der einzelnen Verwendung und ebenso in der Kombination Sauerstoffbedarf, Sauerstofftherapie, Intensivstation, Intensivpatient, Sauerstoff und der Mensch, Formeln zu Sauerstoffkonzentration, Sauerstoffdosierung, Leitlinien.

Wir möchten zum einen das Element Sauerstoff vorstellen und in Verbindung mit der Atmung und des Herzkreislaufsystems darstellen. Dabei bedarf es einerseits der respiratorischen Insuffizienz, welche die Gründe einer Sauerstofftherapie aufzeigt, und andererseits bedarf es auch der Erklärung des Weges des Sauerstoffs – von der Nase zu den Alveolen und wie dieser dort seinen Weg wieder herausfindet.

Zur Gleichstellung der Geschlechter verwenden wir eine gendergerechte Sprache. Medizinisches Fachwissen setzen wir voraus, so dass verschiedene Begriffe des Basiswissens nicht definiert werden.

1.2 Das Element Sauerstoff

Der Sauerstoff wird auch Oxygenium genannt. Alle Elemente sind in einer Tabelle, dem Periodensystem der Elemente, aufgeführt. Sie sind waagrecht nach Ordnungszahl, Zahl der Protonen, und senkrecht nach ähnlichen chemischen Verhalten, sogenannten Hauptgruppen und Nebengruppen, sortiert. Der Sauerstoff mit chemischen Symbol O hat Atomzahl 8 und dem Atomgewicht 15,9994 molare Masse. Zu den **physikalische Eigenschaften** lässt sich sagen, dass Sauerstoff ein farb-, geruch- und geschmackloses Gas ist. Das Gas ist in Wasser wenig löslich - 9,1Milliliter in 1 Liter Wasser bei 0 Grad. Die Löslichkeit ist abhängig vom Druck und der Temperatur und steigt mit abnehmender Temperatur und zunehmender Druck. Zu den **chemischen Eigenschaften** lässt sich sagen, dass Sauerstoff mit den meisten Elementen des Periodensystems direkt reagiert. Es gibt einige Ausnahmen, insbesondere unter den Nichtmetallen und Edelmetallen. Reaktionen mit Sauerstoff sind fast immer Redox-Reaktionen, bei denen Sauerstoff in der Regel zwei Elektronen aufnimmt und so zum Oxid reduziert wird. Das Element zählt somit zu den Oxidationsmittel (vgl. Schäffler, Manche 2000, S. 11-28). Was wir als die Luft bezeichnen, besteht im Wesentlichen aus 78% Stickstoff, 21% Sauerstoff, 0,06% Wasserdampf und 0,04% Kohlenstoffdioxid (vgl. Oczenski 2012, S. 35). Auf Höhe des Meeresspiegels beträgt der Luftdruck 760mmHg. Diese

4

Maßeinheit sind Millimeter Quecksilbersäule und werden in der weiteren Ausfertigung in dieser Abkürzung verwendet. Die treibende Kraft für den Atemgastransport im Bronchialsystem sind Druckgradienten. Der Sauerstoffdruck macht circa 150mmHg - 20,9% von 760mmHg - aus. Die eingeatmete Luft wird in den Luftwegen maximal angefeuchtet und dadurch entsteht ein zusätzlicher Wasserdampfdruck bei einer Körpertemperatur von 37°C von 47mmHg. Hinzu kommt der Kohlendioxidpartialdruck in den Alveolen von circa 40mmHg, dieser Wert ist bei der Berechnung des Sauerstoffpartialdrucks in den Alveolen von Bedeutung. Vereinfacht ist der Sauerstoffpartialdruck der Inspirationsluft in der Lunge unter Raumluft:

$$=(760 \text{ mmHg} - 47 \text{ mmHg}) * 0,21 = 150 \text{ mmHg}$$

Und der Sauerstoffpartialdruck der Inspirationsluft in der Lunge bei Atmung mit 100 Prozent Sauerstoff ergibt folgende Formel:

$$= (760 \text{ mmHg} - 47 \text{ mmHg}) * 1,0 = 713 \text{ mmHg}$$

Aus dieser physikalischen Erkenntnis lässt sich ableiten, dass der Sauerstoffpartialdruck in den Alveolen bei Atmung mit 100 Prozent Sauerstoff unter Atmosphärendruck maximal 713mmHg betragen kann. Mit dem Partialdruck des Sauerstoffs steht ein physikalisches Maß für die im Blut und im Gewebe vorhandene Sauerstoffkonzentration zur Verfügung. In fast allen Flüssigkeiten können Gase bis zu einem gewissen Grade aufgenommen oder physikalisch gelöst werden. Die Menge des gelösten Gases ist dabei vom jeweiligen Partialdruck abhängig. Der Gaspartialdruck ist somit einer der Faktoren, von dem die Konzentration eines gelösten Gases in der Flüssigkeit abhängt. Beispielsweise findet man für das arterielle Blut mit einem Sauerstoffpartialdruck von 95mmHg eine Sauerstoffkonzentration von 0,003 Milliliter Sauerstoff pro Milliliter Blut. Folgende Tabelle gibt eine Zusammenfassung über die Partialdrücke von Sauerstoff und Kohlendioxid in der Inspirations- und Exspirationsluft, Alveolarluft sowie im arteriellen und venösen Blut wieder:

Gas (in mmHg)	Inspirationsluft	Alveolarluft	Blut arteriell	Blut venös	Exspirationsluft
Sauerstoff	150	100	90	40	115
Kohlendioxid	0,3	40	40	45	30

Tabelle 1

(vgl. Oczenski 2012, S. 45)

Wir wollen das Thema an diesem Punkt nicht weiter vertiefen. Ziel wurde durch das Näherbringen der einzelnen Partialdrücke für das weitere Verständnis in der folgenden Ausführung erreicht.

1.3 Sauerstoff in der medizinischen Verwendung

Ein wichtiges Ziel in der Intensivpflege ist es, dass die Patientin und der Patient keinen oder einen drohenden Sauerstoffmangel im Blut, der sogenannten Hypoxämie = erniedrigter Sauerstoffgehalt im arteriellen Blut, (vgl. Striebel 2012, S. 373) und somit zur einer Unterversorgung des Gewebes mit nachfolgender Zellschädigung, Hypoxie = erniedrigter Sauerstoffpartialdruck im arteriellen Blut (vgl. Striebel 2012, S. 373), erleidet. Selten lässt sich im Klinikalltag eine Patientin oder ein Patient zeigen, welche / welcher keinen Sauerstoff erhält. Doch ist der übereifrige Gebrauch gerechtfertigt beziehungsweise werden toxische Effekte von Sauerstoff bedacht (vgl. Marino 2008, S. 309)? Bei länger bestehender schwerer Hypoxie oder Hypoxämie kommt es zu Bradykardie, Organinsuffizienz, Blutdruckabfall, Rhythmusstörungen und Schläfrigkeit (vgl. Striebel 2012, S. 373). Sauerstoff dient der Verbesserung der Oxygenierung bei respiratorischer Insuffizienz und ist in konzentrierter Form als Medikament anzusehen, welches ärztlicherseits verordnet werden muss. Die respiratorische Insuffizienz wird im dritten Kapitel dabei näher betrachtet.

Der Sauerstofftransport von den Lungen zum Gewebe wird anhand vier Parameter beschrieben:

- Sauerstoffkonzentration im Blut
- Sauerstofftransportkapazität im arteriellen Blut
- die Höhe der Sauerstoffaufnahme aus dem Kapillarblut in das Gewebe
- die Höhe des Sauerstoffanteils im Kapillarblut, das vom Gewebe aufgenommen wird

(vgl. Marino 2008, S. 17)

Diese Fragen werden im Kapitel 2 näher betrachtet.

2   Der Weg des Sauerstoffs

In diesem Kapitel möchten wir die Anatomie sowie die Physiologie der Atmung sowie den Sauerstofftransport im Blut näher betrachten.

2.1   Die äußere Atmung und der pulmonale Gasaustausch

Der Atemweg beginnt bei den beiden Nasenlöchern und endet in den Alveolen, in diesen Lungenbläschen findet der Gasaustausch statt (vgl. Larsen 2012, S. 655). Die Inspiration erfolgt aktiv durch Kontraktion der Inspirationsmuskeln Zwerchfell und Intercostalmuskeln. Der atmosphärische Druck ist dabei höher als der Alveolardruck, so dass es zu einem Lufteinstrom in die Alveolen kommt. Die Exspiration erfolgt passiv aufgrund des Druckausgleiches, Alveolardruck ist höher als der atmosphärische Druck. Der Anteil der Atmung, welcher nicht am Gasaustausch teilnimmt, nennt sich Totraum. Dazu gehören die Nase, der Rachen, die Trachea und die Bronchien. Die alveoläre Ventilation entspricht der tatsächlich am Gasaustausch teilnehmenden Luftmenge (vgl. Schäfer, Kirsch, Scheuermann, Wagner 2011, S. 5-9; vgl. Oczenski 2012, S.37).

Die Atemwege werden unterteilt in oberen und unteren Luftwegen. Zu den oberen Luftwegen, *oberer Respirationstrakt* genannt, gehören die Nase, die Nasennebenhöhlen und der Rachenraum auch Pharynx genannt. Und zu den unteren Luftwegen, *unterer Respirationstrakt* genannt, gehört der Larynx, die Trachea, die Bronchien sowie die Lunge. Der Rachen reicht vom hinteren Nasenraum bis zum Larynx. Er wird in den Nasopharynx, den Oropharynx und den Laryngopharynx untergliedert. Der Oropharynx dient als gemeinsamer Passageabschnitt für Luft und Nahrung. Der Larynx besteht aus mehreren knorpeligen Anteilen und geht direkt in die Luftröhre über. Zum anderen verschließt er mit Epiglottis die unteren Luftwege und reguliert so ihre Belüftung. Die Trachea ist ein 11cm langer, muskulöser Schlauch, dessen Öffnung durch 16-20 Knorpelspangen offen gehalten wird. Die Bronchien sind die weiteren Aufteilungen der Luftröhre, die in die Lunge ziehen. Bei dieser Aufzweigung werden ihre Kaliber immer geringer. Die kleinsten Bronchien gehen in die Alveolen über in denen der Gasaustausch stattfindet. Die Luftröhrenbifurkation teilt sich in die beiden Hauptbronchien, nach wenigen Zentimeter teilt sich jeder Hauptbronchus in Bronchien auf: der rechte in drei Hauptäste für die drei Lappen der Lunge und der linke in zwei Hauptäste für die zwei Lappen der linken Lunge. Diese fünf Hauptäste, sogenannte Lappenbronchien teilen sich weiter in Segmentbronchien auf. Die kleinsten Verzweigungen sind Bronchiolen mit einem Innendurchmesser von weniger als ein Millimeter. Diese verzweigen sich noch einmal und gehen in das eigentlich atmende Lungengewebe, die traubenförmig angeordneten Lungenbläschen, die sogenannten Alveolen über. In den Alveolen sind Blut und Luft nur durch eine permeable Blut-Luft-Schranke, alveolo-kapilläre Membran, voneinander getrennt. Damit die Alveolen trotz der ständig bei der Atmung auftretenden Druckschwankungen nicht kollabieren oder platzen, ist ihre Innenfläche von einem Surfactant überzogen. Zusammen mit den elastischen Fasern die die Alveolen netzartig umgeben, ist der Surfactant die wichtigste Einflussgröße für die Compliance der Lunge. Die Lunge wird zum von Blutgefäßen des Lungenkreislaufs durchzogen. Diese Blutgefäße dienen dem Gasaustausch. Die Eigenversorgung der Lunge mit Blut erfolgt durch die Bronchialarterie. Die Lungen sind vom Lungenfell überzogen, auf der Rippenseite liegt das Rippenfell. Zwischen diesen beiden Häuten ist ein flüssigkeitsgefüllter Spaltraum, der ein Gleiten der sich ausdehnenden und zusammenziehenden Lunge ermöglicht (vgl. Schäfer, Menche 2000, S. 273-288).

Die Atmung lässt sich in drei Teilfunktionen aufteilen. Dies wären *Ventilation, Diffusion* und *Perfusion*. Die **Ventilation** beschreibt den Vorgang der Inspiration und der Exspiration und somit den Transport der sauerstoffreichen Luft in die Lungen und den Abtransport des kohlendioxidreichen Gasgemisches aus den Alveolen. Das Gesetz nach Dalton sagt aus: Gesamtdruck eines Gasgemisches gleich der Summe seiner Partialdrücke, daher gibt es keine alveoläre Hypoventilation ohne Hyperkapnie. Durch Erhöhung der inspiratorischen Sauerstoffkonzentration kann der arterielle Sauerstoffpartialdruck trotz Hyperkapnie normal sein (vgl. Oczenski 2012, S. 78-81).

Die **Diffusion** beschreibt den Übertritt von Sauerstoff aus den Alveolen in das Blut beziehungsweise Kohlendioxid aus dem Blut in die Alveole durch die alveolo-kapilläre Membran. Treibende Kraft hierfür sind die Partialdruckdifferenzen aufgrund eines Konzentrationsgefälles. Die Sauerstoffaufnahme ins Blut ist von dieser Membran abhängig und von der Kontaktzeit. Ein hohes Herzzeitvolumen oder unter körperlicher Belastung kann die Zeit verkürzt sein. Die Sauerstoffaufnahme ins Blut ist von der Diffusion abhängig. Hyperkapnie zeigt sich nicht aufgrund von Diffusionsstörungen da dieses zwanzig Mal besser diffundiert (vgl. Oczenski 2012, S. 81-85).

Die Sauerstoffaufnahme ist von der **Perfusion** der Lungenkapillaren verantwortlich. Ein primäres Leitsymptom der pulmonalen Perfusionsstörung ist die respiratorische Partialinsuffizienz welche sich aufgrund einer Hypoxämie und Hypokapnie zeigt. Ursache kann hierfür ein hypovolämischer oder kardiogener Schock sein und der damit einhergehenden Minderperfusion (vgl. Oczenski 2012, S. 85-86).

2.2 Die innere Atmung

Unter innerer Atmung oder Zellatmung werden Stoffwechselprozesse in den Zellen von Lebewesen bezeichnet. Dabei kommt es zu Oxidationsvorgängen. Hierbei dient Sauerstoff als Oxidationsmittel, welcher reduziert wird, so dass aus Wasserstoff und Sauerstoff Wasser entsteht. Der Zweck der aeroben Atmung ist die Bereitstellung von Energie in Form von Adenosintriphosphat. Die Bezeichnung aerobe Atmung wird für die biochemischen Vorgänge der Atmungskette in der inneren Membran der Mitochondrien verwendet, an deren Ende Adenosintriphosphat synthetisiert wird.

Die Glukose wird von den meisten Zellen des menschlichen Körpers als Rohstoff zur Energiegewinnung verwendet. Wird Energie benötigt, so wird die Glukose in den Zellen oxidiert. Die gewonnene Energie wird in kleinen Bausteinen, dem Adenosintriphosphat zwischengelagert. Der Verbrennungsvorgang, auch Zellatmung genannt, erfolgt vereinfacht in vier Schritten. Bei der **Glykolyse** wird Glukose in zwei Moleküle Pyruvat und zwei Moleküle Adenosintriphosphat zerlegt. Die Umwandlung von Pyruvat in Acetyl-Coenzym A ist eine Vorbereitungskette für den nachfolgenden Zitratzyklus, bei dem unter anderem das Pyruvat in das Mitochondrium eingeschleust wird. Der **Zitratzyklus** ist eine Serie von Reaktionen, die im Mitochondrium stattfindet. Im Zitratzyklus werden sowohl reduzierte Coenzyme, die in der Atmungskette verwertet werden, als auch energiereiche Phosphate gebildet. Die **Atmungskette** in den Mitochondrien führt nun an die Coenzyme der vorherigen Reaktionskette gebundene Elektronen den Sauerstoff zu. Dabei entstehen Wasser und eine große Menge an Energie, die zur Regeneration von Adenosintriphosphat verwendet wird. Zur Oxidation von ein Mol Glukose werden sechs Mol Sauerstoff benötigt und lässt sich vereinfacht als folgende Formel darstellen:

Glukose + Sauerstoff → Kohlenstoffdioxid + Wasser + Energie

Die dabei frei werdende chemische Energie beträgt 2826 Kilojoule. Damit sind Sauerstoffumsatz und Energieumsatz des Menschen gekoppelt. Eine Zelle kann nur leben oder überleben, wenn genügend Adenosintriphosphat in der Zelle vorhanden ist. Leben ist an die Anwesenheit von Energie und damit von Adenosintriphosphat gebunden.

(vgl. Schäffler, Menche 2000, S. 11-28)

2.3 Sauerstoffkaskade – der Oxygenierungsvorgang im Blut

Dieses Kapitel stellt den Weg des Sauerstoffs im Blut dar. Beginn ist dabei die alveolo-kapilläre Membran. Ebenso werden verschiedene Begriffe erklärt welche in der Sauerstofftherapie betrachten werden können und müssen. Wir gehen in der weiteren Ausführung von diesen Normwerten aus:

- arterieller Sauerstoffpartialdruck: 65-100mmHg (altersabhängig)
- arterieller Kohlendioxidpartialdruck: 35-45mmHg
- Sauerstoffsättigung: 95-98%

Der Sauerstoff wird an das Hämoglobin des Erythrozyten in einer reversiblen Bindung gebunden, da dieser in Wasser schlecht löslich ist (vgl. Marino 2008, S. 17). Die arterielle Sauerstoffsättigung im Blut, mittels der Blutgasanalyse (siehe Kapitel 4.1) gemessen, sagt aus, zu wie viel Prozent das vorhandene Hämoglobin mit Sauerstoff gesättigt ist. Dabei kann die geringe physikalisch gelöste Menge an Sauerstoff außer Acht gelassen werden. Die physikalisch gelöste Menge errechnet sich aus 100mmHg*0,003 Milliliter =0,3 Milliliter Sauerstoff pro 100 Milliliter Blut. Die Hämoglobinkonzentration stellt somit die wichtigste Determinante des Sauerstoffgehalts im Blut dar (vgl. Marino 2008, S. 19). Der **Sauerstoffgehalt im arteriellen Blut** errechnet sich aus der Menge des an Hämoglobin gebundenen Sauerstoff pro 100 Milliliter Blut mit folgender Formel: (Hämoglobin*1,34)*arterielle Sauerstoffsättigung. Ein Gramm Hämoglobin kann maximal 1,34 Milliliter Sauerstoff, sogenannte Hüfner-Zahl, chemisch binden. Bei einem arteriellen Sauerstoffpartialdruck von 100mmHg ist eine Menge von 0,003 Milliliter Sauerstoff pro mmHg Sauerstoffpartialdruck gelöst. Die Hüfner-Zahl variiert in der Literatur zwischen 1,39 Milliliter und 1,34 Milliliter. Die 1,34 Milliliter ist dabei die genauere Angabe, da drei bis fünf Prozent des Hämoglobins eine geringere Sauerstoffbindungsfähigkeit haben (vgl. Larsen 2012, S. 663; vgl. Oczenski 2012, S. 126; vgl. Marino 2008, S. 18) Beispiele:

- Hämoglobin von 13Gramm pro 100 Milliliter, arterielle Sauerstoffsättigung von 99 Prozent und einem arteriellen Sauerstoffpartialdruck 100mmHg

  $(13*1,34)+99/100+(100*0,0031)$ = 18,2 Milliliter Sauerstoff pro 100 Milliliter Blut

- Patient im *hämorrhagischen Schock:*

  $(6,3*1,34)+99/100+(100*0,0031)$ = *8,9 Milliliter* Sauerstoff pro 100 Milliliter Blut

(vgl. Oczenski 2012, S. 127; vgl. Marino 2008, S. 17; vgl. Striebel 2013, S. 372)

Es lassen sich bereits erste Rückschlüsse zusammenfassen. Die Sauerstoffsättigung hängt einmal von der Menge an Sauerstoff ab und der Menge an Hämoglobin (vgl. Oczenski 2012, S. 122). Ebenfalls zeigt sich, dass eine gleiche Menge an Sauerstoff in Abhängigkeit des Hämoglobin-Gehaltes im Blut zu unterschiedlicher Sauerstoffsättigung führt. Eine Anämie führt zu einer erhöhten Sauerstoffsättigung infolge eines niedrigen Hämoglobingehaltes. Und eine Polyglobulie führt zu einer niedrigeren Sauerstoffsättigung aufgrund des höheren Hämoglobingehaltes. Geht man von einem arteriellen Sauerstoffpartialdruck von einem Lungengesunden bei Raumluft von 100mHg aus, beträgt die Sauerstoffsättigung des Hämoglobins im arteriellen Blut 97 Prozent. Die maximale Sauerstoffsättigung ist bei einem arteriellen Sauerstoffpartialdruck von 150mmHg erreicht (vgl. Oczenski 2012, S. 122). Eine 100 Prozent Sättigung lässt sich aber nicht erreichen, da eine geringe Menge an Blut nicht am pulmonalen Gasaustausch teilnimmt, sogenanntes Shunt-Volumen und entspricht zwei bis vier Prozent des Herzminutenvolumen und erreicht demnach 97-99 Prozent Sauerstoffsättigung, wie bereits oben erwähnt. Die arterielle Sauerstoffsättigung nimmt mit zunehmendem Alter progredient ab und als Faustregel kann dabei: arterielle Sauerstoffpartialdruck = 100–(Lebensalter:2) herangezogen werden. Einer unteren Grenze für die therapeutische Maßnahme der Sauerstofftherapie gilt ein Abfall des arteriellen

Sauerstoffpartialdrucks in der Blutgasanalyse auf circa 60mmHg beziehungsweise eine arterielle Sauerstoffsättigung von 90 Prozent (vgl. Oczenski 2012, S. 122-123).

Die **Sauerstoffbindungskurve** muss in diesem Zusammenhang ebenfalls erwähnt werden. Denn diese zeigt die Beziehung zwischen dem arteriellen Sauerstoffpartialdruck und der Sauerstoffsättigung des Hämoglobins auf. Diese Kurve zeigt einen S-förmigen Verlauf auf. Zu jedem arteriellen Sauerstoffpartialdruck im Blut gehört auch eine bestimme Sauerstoffsättigung des Hämoglobins. Je höher der Sauerstoffpartialdruck desto höher ist auch die Sättigung. Geringe Werte des arteriellen Sauerstoffpartialdruckes mit geringem Anstiegt führt zu einer starken Zunahme der Sättigung, wobei höhere Werte eine geringfügige Zunahme der Sauerstoffsättigung aufzeigt. Der Bereich der niedrigen Werte geht der Funktion nach, dass eine erleichterte Abgabe des Sauerstoffs auf dem Hämoglobin ins Gewebe stattfinden kann. Die Kurve kann aber auch nach rechts verschoben werden, beispielsweise durch Hyperkapnie, einer einhergehenden Azidose und einer erniedrigten Sauerstoffsättigung. Unter diesen Bedingungen verbessert sich die Sauerstoffabgabe an das Gewebe. Eine Linksverschiebung aufgrund einer Hypokapnie und einer einhergehenden Alkalose führt zu einer erschwerten Abgabe ans Gewebe und einer erhöhten Sauerstoffsättigung (vgl. Larsen 2012, S. 663-664; Oczenski 2012, S. 123-125).

Das **Sauerstoffangebot** oder auch Sauerstofftransportkapazität für die Organe hängt von drei Faktoren ab:

- Herzzeitvolumen = Blut welches in einer Minute vom Herzen in den Kreislauf gepumpt wird, und ist gleichzeitig der bestimmende Faktor für die Sauerstofftransportkapazität, ausgehend von 5 Liter pro Minute in Ruhe
- arterielle Sauerstoffsättigung
- Hämoglobinkonzentration

Für das Sauerstoffangebot ergibt sich folgende Formel:

Produkt aus arteriellem Sauerstoffgehalt und Herzzeitvolumen:

(Hämoglobin *1,39*arterielle Sauerstoffsättigung)*Herzzeitvolumen

Beispiel: bei einem hämorrhagischen Schock und gleichzeitig erniedrigtes Herzzeitvolumen und dadurch auftretende anämische Hypoxie.

(vgl. Larsen 2012, S. 665; Oczenski 2012, S. 129-130)

Der **Sauerstoffverbrauch** mit einem Normwert von 12-160 Milliliter pro Minute pro Quadratmeter zeigt die Sauerstoffaufnahme des Gewebes dar und errechnet sich aus dem Produkt Herzzeitvolumen und der arterio-venöser Sauerstoffgehaltsdifferenz (arterieller Sauerstoffgehalt minus venösem Sauerstoffgehalt) (vgl. Marino 2008, S. 21; vgl. Oczenski 2012, S. 13-131).

Die **gemischt-venöse Sättigung** mit einem Normwert von 70-75 Prozent sagt aus, zu wie viel Prozent das gemischt-venöse Blut mit Sauerstoff gesättigt ist. Dies errechnet sich aus Sauerstoffangebot minus Sauerstoffverbrauch. Dabei hat jede Abnahme des Sauerstoffangebots beziehungsweise Zunahme des Sauerstoffverbrauchs eine Abnahme der gemischt-venösen Sättigung zur Folge und ist direkt proportional zum Herzzeitvolumen (vgl. Oczenski 2012, S. 131).

Sauerstoffextraktionsrate ist die Differenz zwischen arterieller und gemischt-venöser Sauerstoffsättigung mit einem Normwert von 25-30 Prozent. Zur Deckung normaler metabolischer Bedürfnisse, werden circa 25 Prozent der im arteriellen Blut pro Minute transportierten Sauerstoffmenge benötigt und die restlichen 75 Prozent verbleiben im venösen Blut. Ein Anstieg der Sauerstoffextraktionsrate geht mit einer Senkung der gemischt-venösen Sättigung einher, durch Abnahme des Sauerstoffangebots infolge Anämie oder pulmonaler Gasaustauschstörung oder durch Zunahme des Sauerstoffverbrauchs infolge Hyperthermie. Kompensationsmechanismen um das Sauerstoffangebot konstant zu halten wäre primär durch Erhöhung des Herzzeitvolumens unter Aufrechterhaltung der Normovolämie. Die kardiale Funktionsreserve kann dabei der limitierende Faktor sein. Patienten mit einer schweren chronisch obstruktiven Erkrankung entwickeln eine kompensatorische Polyglobulie (vgl. Oczenski 2012, S. 132-135).

Der **Oxygenierungsindex nach Horowitz** beurteilt die Oxygenierungsfunktion der Lunge und errechnet sich aus: arterieller Sauerstoffpartialdruck in mmHg dividiert durch die inspiratorische Sauerstoffkonzentration. Dabei entspricht ein Wert von >450mmHg einem Normalwert und <350mmHg einem pathologischen Wert. Bei einem Acute Respiratory Distress Syndrom kann der Wert dabei <200mmHg liegen und deutet auf eine schwere Oxygenierungsstörung hin (vgl. Striebel 2013, S. 372; Oczenski 2012, S.90; vgl. Lang 2007, S. 74).

Diese einzelnen Berechnungen müssen beziehungsweise können zur Analyse der Sauerstofftherapie herangezogen werden. Im Kapitel 4 und 5 werden diese mit einbezogen.

3 Atmung und respiratorische Insuffizienz

In diesem Kapitel möchten wir auf die Regulation der Atmung eingehen, sowie die respiratorische Insuffizienz beleuchten. Denn diese induziert die Sauerstofftherapie (siehe Kapitel 4).

3.1 Regulation der Atmung

Die Regulation der Atmung dient der Gewährleistung einer weitgehenden Konstanz der Blutgasparameter. Die Steuerung erfolgt im Atemzentrum, lokalisiert in der Medulla oblangata. Dieses Zentrum empfängt Impulse von der Hirnrinde, Dehnungsrezeptoren der Lunge, Thoraxwand, Atemmuskulatur und Chemorezeptoren. Weitere Einflussgrößen wären Barorezeptoren, Körpertemperatur und Hormone. Ein arterieller Sauerstoffpartialdruckabfall <60mmHg führt zu einer Steigerung der Ventilation und einer erhöhten Sauerstoffaufnahme. Die wichtigste Regelgröße bildet jedoch der arterielle Kohlendioxidpartialdruck (vgl. Oczenski 2012, S. 174-175; vgl. Larsen 2012, S. 665-666). Die treibende Kraft für den Atemgastransport im Bronchialsystem und Gasaustausch durch die alveolo-kapilläre Membran sind die Druckdifferenzen, siehe Kapitel 1.2 (vgl. Oczenski 2012, S. 42). Das Atemzugvolumen, welches bei ruhiger Atmung ein- und ausgeatmet wird, entspricht sechs bis sieben Milliliter pro Kilogramm Körpergewicht bezogen auf das Idealgewicht, Körpergröße in Centimiter minus 100. Die Atemfrequenz liegt dabei zwischen 12-20 Atemzüge pro Minute. Dabei ergibt sich ein Atemminutenvolumen von 4.800-10.000 Milliliter (vgl. Oczenski 2012, S. 138; vgl. Schäfer, Kirsch, Scheuermann, Wagner 2011, S. 8). Die funktionelle Residualkapazität ist das Gasvolumen, welches nach einer ruhigen Ausatmung in den Lungen verbleibt und kann als Maß für die Gasaustauschfläche angesehen werden. Eine Verminderung dieser führt zur Hypoxämie (Definition, siehe Kapitel 3.2) (vgl. Oczenski 2012, S. 140).

3.2 Respiratorische Insuffizienz – Klassifizierung, Symptome

Eine respiratorische Insuffizienz liegt vor, wenn die Atemarbeit der Patientin beziehungsweise des Patienten für einen suffizienten Gasaustausch nicht mehr ausreichend ist und eine Sauerstofftherapie indiziert. Die Beeinträchtigung der pulmonalen Sauerstoffaufnahme ist so ausgeprägt, dass eine ausreichende Sauerstoffversorgung des Gewebes beziehungsweise auch die ausreichende Elimination des Kohlendioxids nicht mehr gewährleistet ist. Das Leitsymptom stellt dabei die *Tachypnoe* mit einer Atemfrequenz von >35 Atemzüge pro Minute dar. Sowie *Abnahme des Atemzugvolumens, paradoxes Atemmuster* und *Einsatz der Atemhilfsmuskulatur.* Desweiteren kann *Dyspnoe, Zyanose, eine psychomotorische Unruhe, Schwitzen, Tachykardie, Hypertonie* auftreten. In der Blutgasanalyse zeigt sich eine *Alkalose* mit einem erniedrigten arteriellen Sauerstoffpartialdruck und einem erniedrigten arteriellen Kohlendioxidpartialdruck aufgrund der kompensatorischen Hyperventilation. **Hypoxämie** ist dabei definiert mit einem arteriellen Sauerstoffpartialdruck von <65mmHg unter Raumluft. Eine **Hypoventilation** resultierend aus einer unzureichenden Abatmung des Kohlendioxids zeigt sich in der Blutgasanalyse mit einem arteriellen Kohlendioxidpartialdruckes von >50mmHg (vgl. Oczenski, Hörmann 2012, S. 2; vgl. Oczenski 2012, S. 191). Eine **akute respiratorische Insuffizienz** ist definiert mit einem arteriellen Sauerstoffpartialdruck <50mmHg bei Spontanatmung unter Raumluft, sowie einen arteriellen Sauerstoffpartialdruck <60mmHg mit einer inspiratorischen Sauerstoffkonzentration >50 Prozent bei gleichzeitiger Tachypnoe (vgl. Oczenski 2012, S. 191-192).

Eine respiratorische Insuffizienz entsteht durch Störungen der Ventilation, des pulmonalen Gasaustausches oder der Lungendurchblutung. Die respiratorische Insuffizienz kann in folgender Weise klassifiziert werden: Bei **Typ I** handelt es sich um Oxygenierungsversagen, sogenanntes pulmonales Parenchymversagen. Dies zeigt sich durch Störungen des Belüftungs-Durchblutungs-Verhältnisses und führen zum Abfall des arteriellen Sauerstoffpartialdruck, der arterielle Kohlendioxiddruck ist dabei normal oder erniedrigt. Bei **Typ II** handelt es sich um Ventilationsversagen, sogenanntes pulmonales Pumpversagen. Es besteht eine alveoläre Hypoventilation; der arterielle Kohlendioxidpartialdruck ist erhöht, der arterielle

Sauerstoffpartialdruck erniedrigt. Bei **Typ III** liegt eine Kombination von Oxygenierungs- und Ventilationsversagen vor. Es bestehen ein niedriger arterieller Sauerstoffpartialdruck und ein erhöhter arterieller Kohlendioxidpartialdruck (vgl. Larsen 2012, S. 668).

3.3 Pathophysiologie und Ursachen

Es finden sich vier Mechanismen, welche ursächlich für eine akute respiratorische Insuffizienz zu finden sind. Dies wären zum einen die **Hypoventilation**, **Verteilungsstörungen** der Atemluft, **venöse Beimischungen** in der Lunge und **Diffusionsstörungen** der Atemgase. Diese treten häufig kombiniert auf.

Eine **Hypoventilation**, im Sinne eines ventilatorischen Pumpversagens, zeigt sich durch eine zu geringe Belüftung der Lunge. Dabei steigt die alveolare Kohlendioxidkonzentration an und die Sauerstoffkonzentration nimmt dabei ab. Zusammengefasst tritt nun eine Hypoxie und eine Hyperkapnie ein. Ursachen hierfür wären eine zentrale Atemdepression durch beispielsweise Sedativa oder einem Schädel-Hirn-Trauma und neuromuskulären Störungen aufgrund von Muskelrelaxanzien oder bei Myasthenia gravis. Aber auch Erkrankungen des Respirationstraktes können zu einer Hypoventilation führen wie beispielsweise Obstruktion der Atemwege bei chronischer Bronchitis oder bei Elastizitätsverlust des Lungengewebes bei Lungenemphysem oder restriktive Lungenerkrankungen, wie eine Kyphoskoliose. Die Hypoventilation wird anhand der Blutgasanalyse erkannt und die Therapie zielt darauf die Ventilation zu steigern und den pulmonalen Gasaustausch zu verbessern (vgl. Larsen 2012, S. 668-669).

Eine **Verteilungsstörung** liegt dann vor, wenn die Atemgase inhomogen über die Lunge verteilt werden und dabei ist das Verhältnis von Belüftung zu Durchblutung gestört. Entweder ist dabei die Belüftung im Vergleich zur Durchblutung hoch oder zu niedrig. Die zu geringe Belüftung spielt aber die wichtigere Rolle, denn sie führt zur Hypoxie. Der arterielle Kohlendioxidpartialdruck ist dabei normal da die Atmung kompensatorisch gesteigert wird. Ursachen lassen sich hierbei bei Obstruktion der Atemwege aufgrund von Sekret, Spasmus oder bei Entzündung finden. Ebenso aber auch bei restriktive Lungenerkrankungen. Die Diagnose kann nicht alleine auf eine Blutgasanalyse gestellt werden, denn diese zeigt lediglich eine Hypoxie an. Sie spricht aber sehr gut auf die Sauerstofftherapie an (vgl. Larsen 2012, S. 669-670).

Die **venöse Beimischung** oder auch pulmonaler Rechts-Links-Shunt genannt liegt dann vor, wenn ein Teil der Alveolen durchblutet, aber nicht mehr belüftet werden. Es entsteht eine Hypoxie durch die venöse Beimischung von ungesättigtem mit gesättigtem Blut. Der arterielle Kohlendioxidpartialdruck bleibt dabei normal, da eine kompensatorische Hyperventilation stattfindet. Ursachen finden sich hierfür bei einem Alveolarkollaps aufgrund von Atelektasen oder Pneumothorax oder wenn Alveolen mit Fremdmaterial gefüllt sind, wie beispielsweise bei einem Lungenödem oder einer Pneumonie. Die Diagnose wird durch die Blutgasanalyse gestellt. Die Therapie kann nicht alleine durch die Sauerstofftherapie erfolgen, sondern muss die zugrunde liegenden Ursachen lösen (vgl. Larsen 2012, S. 670-671).

Die **Diffusionsstörung** liegt dann vor, wenn die Diffusion des Sauerstoffs von der Alveole in die Kapillare behindert ist. Dies liegt bei einer Verlängerung der Diffusionsstrecke durch Verdickung der alveolokapillären Membran vor oder wenn die Kontaktzeit der Erythrozyten für die Aufsättigung mit Sauerstoff verkürzt ist. Eine Zunahme der Diffusionsstrecke findet sich bei einem Lungenödem oder auch bei einer Lungenfibrose. Die Kontaktzeit ist bei einem Lungenemphysem oder einer Lungenfibrose verkürzt. Die Hypoxie kann durch Sauerstoffzufuhr verbessert werden. Die Diagnose kann nicht durch die Blutgasanalyse gestellt werden (vgl. Larsen 2012, S. 670-671).

4 *Sauerstofftherapie*

Die Sauerstoffinhalation wird genutzt, um einer Gewebehypoxie vorzubeugen beziehungsweise sie zu korrigieren. Die Standardindikation für zusätzlichen Sauerstoff sind ein arterieller Sauerstoffpartialdruck von <60mmHg oder einer arteriellen Sauerstoffsättigung von <90 Prozent und ein gewöhnlicher Endpunkt ist ein zufriedenstellender Anstieg dieser Werte. Eine Zunahme des arteriellen Sauerstoffpartialdrucks während der Sauerstoffinhalation soll nicht als Beleg für ein verbessertes Sauerstoffangebot im Gewebe gewertet werden.

Beispielsweise schützt eine Sauerstoffinhalation nicht vor einer Myokardischämie (vgl. Marino 2008, S. 310). Normalerweise beträgt die Sauerstoffdiffusionskapazität 250-300 Milliliter Sauerstoff pro Minute beim Erwachsenen, denn der Erwachsene verbraucht circa drei bis vier Milliliter pro Kilogramm Sollgewicht. Die Sauerstoffdiffusionskapazität besagt, wie viel Sauerstoff pro Zeiteinheit durch die Blut-Luft-Schranke diffundiert (Striebel 2013, S. 372). Diese ist von der Differenz des Sauerstoffpartialdruckes in den Alveolen und dem Kapillarblut abhängig, der Diffusionsfläche und der Bindungsfähigkeit des Sauerstoffs an das Hämoglobin (vgl. Striebel 2013, S. 372). Unter Belastung kann der Verbrauch auf das zehn bis 20fache des Ausgangswertes ansteigen und daher ist der Organismus auf ständigen Nachschub über die Atmung angewiesen (vgl. Schwabbauer 2015, S. 28). Wir möchten in diesem Kapitel allererst das Monitoring aufzeigen was die Sauerstofftherapie indiziert und auch ersichtlich macht und schließlich auf die einzelnen Methoden zur Sauerstoffverabreichung eingehen. Eine britische Leitlinie zur Sauerstoffgabe in der Akutmedizin empfiehlt einen Zielwert der Sauerstoffsättigung zwischen 94 Prozent bis 98 Prozent und dies sollte initial mittels einer Reservoirmaske erfolgen. Patientinnen und Patienten mit einer chronischen Hyperkapnie, soll eine Sauerstoffsättigung von 88 bis 92 Prozent erreicht werden. Dies erfolgt mit einer Venturimaske (Ventil 28 Prozent und 4 Liter pro Minute). Das Alter (siehe Kapitel 2.3) spielt ebenso eine Rolle bezüglich der Festsetzung der Grenze der Sauerstoffsättigung: wenn diese älteren Menschen klinisch stabil sind, kann eine Sättigung von 94 Prozent toleriert werden (vgl. O'Driscoll et al. 2008, S. 63). Das Alter wird hierbei nicht definiert. Initial soll eine Sauerstofftherapie mittels einer Reservoirmaske mit 15 Liter pro Minute mit gleichzeitiger Messerung der Sauerstoffsättigung (Oxymetrie) zur Erreichung oben genanntem Zielwert erfolgen. Wenn dieser Zielwert erreicht ist, kann die Nasenbrille herangezogen werden. Der Algorithmus bietet hierzu Anhaltspunkte.

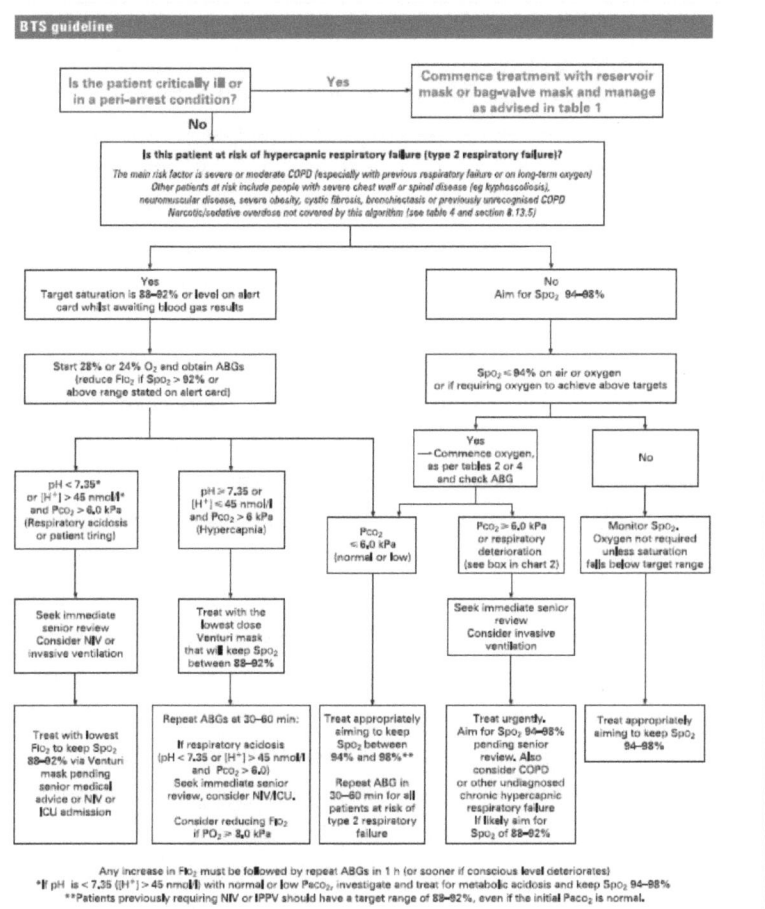

Abbildung 1

(O'Driscoll et al. 2008)

4.1 Monitoring der Sauerstofftherapie

Wie bereits aus der vorherigen Erarbeitung ersichtlich wird, bedarf es für die Sauerstofftherapie eines Monitorings und einer Blutgasanalyse. Mittels Pulsoxymetrie wird das Hämoglobin in pulsierenden Arterien wahrgenommen und die arterielle Oxygenierung kann gemessen werden (vgl. Marino 2008, S. 298-299). Mittels der Blutgasanalyse werden die Partialdrücke des Sauerstoffs und Kohlendioxids im arteriellen Blut gemessen und ebenso der Säure-Basen-Haushalt. Die Normwerte der arteriellen Blutgasanalyse sind im Kapitel 2.3

aufgeführt. Aufgrund der Wichtigkeit zur korrekten Sauerstofftherapie, kann mittels der Blutgasanalyse die gemischt-venöse Sättigung aus der Arteria pulmonalis gemessen werden (siehe Kapitel 2.3). Ebenso die venöse Sauerstoffsättigung, bestenfalls zentrale Entnahme aus der Vena jugularis oder subclavia (siehe Kapitel 2.3). Weitere Diagnostiken zur optimalen Sauerstofftherapie darf die körperliche Untersuchung, ein Röntgen-Thorax und das EKG nicht fehlen (vgl. Schäfer, Kirsch, Scheuermann, Wagner 2011, S. 36-38).

Die Pulsoxymetrie hat aber auch ihre Grenzen, welche wir im Folgenden aufzeigen wollen. Dabei spielen die Hämoglobin-Derivate eine entscheidende Rolle. Dies sind Hämoglobine, die die Fähigkeit zur Sauerstoffbindung verloren haben. **Oxyhämoglobin** ist ein mit Sauerstoff gesättigtes Hämoglobin. **Dyshämoglogin** ist mit anderen Substanzen gesättigt und reduziert deshalb die Sauerstoffbindungs- und transportkapazität des Hämoglogins. Beispiele für Dyshämoglobin wäre beispielsweise das *Carboxyhämoglobin*. Dies ist ein mit Kohlenmonoxid beladenes Hämoglobin, physiologische Anteile 0,5-1,5 Prozent. Diese ist bei Rauchern vier bis zehn Prozent oder bei Rauchgasinhalation zehn bis 15 Prozent erhöht. Die Affinität zu Hämoglobin ist 200-300 Mal höher als die von Sauerstoff zu Hämoglobin. Liegt in der eingeatmeten Luft beispielsweise eine Konzentration von 0,5 Prozent Kohlenmonoxid vor, kann dadurch 90 Prozent des Hämoglobins für den Sauerstofftranstort blockiert werden. Der letale Parameter beginnt ab 65 Prozent. *Methämoglogin* entsteht durch den Kontakt mit toxischen Substanzen oder aufgrund der Nebenwirkungen von Medikamenten. Beispielsweise durch Lokalanästhetika oder Nitropräparate. Der letale Parameter beträgt dabei 70 Prozent. (vgl. Schäfer, Kirsch, Scheuermann, Wagner 2011, S. 251)

Während der Pulsoxymetrie können mehrere typische Fehlerquellen auftreten und zu falschen Werten führen. Beispielsweise durch verminderte Perfusion bei Schock, Hypotonie, Hypothermie, stark ausgeprägte Anämie. Der Fingerclip des Pulsoxymeters kann falsch angebracht sein oder Nagellack und Nagelmykose können zu falschen Werten führen.

Die Körpertemperatur spielt bei der Blutgasanalyse ebenso eine entscheidende Rolle bezüglich dessen Aussagekraft. Die Blutgasanalysen werden im Laborgerät bei 37 Grad durchgeführt. Mit abnehmender Temperatur steigt der pH-Wert an und umgekehrt. Für klinische Zwecke kann vereinfacht pro Grad Temperaturabfall 0,015 zum gemessenen pH-Wert addiert und pro Grad Temperaturanstieg 0,015 abgezogen werden. Die Löslichkeit von Gasen nimmt mit absinkender Temperatur zu und umgekehrt. Darum ist bei gleicher Anzahl von Kohlendioxid-Molekülen der arterielle Kohlendioxidpartialdruck bei Hypothermie niedriger als bei Normothermie, bei Hyperthermie entsprechend höher. Dies gilt ebenso für die Sauerstoffmoleküle und entsprechenden arteriellen Sauerstoffpartialdrücke. Ebenso muss erwähnt werden, dass mit abnehmender Temperatur die Bindung des Sauerstoffs an das Hämoglobin zunimmt und somit kommt es zu höheren Sauerstoffsättigungswerten.

(vgl. Larsen 2007, S. 822)

4.2 Methoden der Sauerstofftherapie

Die Sauerstoffgeräte werden in **Low-flow und High-flow-Systeme** unterteilt. Low-Flow-Geräte bieten nur einen geringen Gasfluss, welcher weit unter dem Inspirationsflow, die Flussgeschwindigkeit der Einatmungsluft, der Patientin und des Patienten liegt. Daher muss zum Gesamtfluss Umgebungsluft beigemischt werden. Die inspiratorische Sauerstoffkonzentration ist dabei abhängig vom eingestellten Sauerstofflow, Tidalvolumen und Atemfrequenz der Patientin beziehungsweise des Patienten und der Applikationsform. High-flow-Systeme unterscheiden sich dahingehend, dass der gelieferte Gasfluss über dem Inspirationsfluss der Patientin und des Patienten liegt (vgl. Schwabbauer 2015, S. 29-30; vgl. Schäfer, Kirsch, Scheuermann, Wagner 2011, S. 39).

4.2.1 Low-Flow-Systeme

Sauerstoffsonde und Sauerstoffbrille:
Liefern einen konstanten Sauerstofffluss in den Naso-/ Oropharynx, der als Sauerstoffreservoir dient und entspricht in etwa 50 Milliliter. Es können bis zu sechs Liter pro Minute verabreicht werden und erreichen eine inspiratorische Sauerstoffkonzentration von 24-40 Prozent. Bei einem Flow von vier Liter pro Minute muss der Sauerstoff angefeuchtet werden. Sie sind einfach zu handhaben und werden gut toleriert. Sie stoßt aber an Grenzen bei hohen Atemminutenvolumen hohe inspiratorische Sauerstoffkonzentrationen zu erreichen (vgl. Schwabbauer 2015, S. 30; vgl. Schäfer, Kirsch, Scheuermann,

Wagner 2011, S. 39; vgl. Marino 2008, S. 311-312). Folgende Tabelle gibt die Beziehung zwischen der inspiratorischen Sauerstoffkonzentration und unterschiedlichen Atemminutenvolumina wieder. Dies macht bewusst dass mit steigender Atemminutenvolumina die inspiratorische Sauerstoffkonzentration steigt. Die Abkürzung l/min entspricht dabei Liter pro Minute.

Sauerstoff-Flow	Atemminutenvolumen	Inspiratorische Sauerstoffkonzentration
6l/min	5l/min	0,6
6l/min	10l/min	0,44

Tabelle 2

(vgl. Marion 2008, S. 312)

Maskensysteme:

Diese Masken erhöhen die Kapazität des Sauerstoffreservoirs um 100-200 Milliliter. Mittels eines Sauerstoffflows von fünf bis zehn Liter pro Minute wird eine inspiratorische Sauerstoffkonzentration von 35-50 Prozent erreicht. Ein geringerer Flow kann zu Kohlendioxid-Retention führen, da die Exspirationsluft unter der Maske verbleiben. Sie liegen locker auf dem Gesicht, dass bei Bedarf Raumluft eingeatmet werden kann.

o **Sauerstoffmaske mit Reservoirbeutel:**

Diese ermöglichen eine teilweise Rückatmung und dienen mit einem sauerstoffgefüllten Reservoir. Dadurch sind inspiratorische Sauerstoffkonzentrationen von 40-70 Prozent erreichbar.

o **Sauerstoffmaske mit Reservoir ohne Rückatmung:**

Das Eindringen von Exspirationsluft in das Reservoir wird durch ein Ventil verhindert. Dieses ist während der Exspiration geschlossen und währenddessen füllt sich das Reservoir mit 100 Prozent Sauerstoff. Bei einem Flow von mindestens zehn Liter pro Minute kann eine inspiratorische Sauerstoffkonzentration von 60-90 Prozent erreicht werden. Bewährt sich vor allem in Notfallsituationen.

o **Venturi-Systeme:**

Diese Systeme können eine kontrollierte Sauerstoffabgabe von 24-60 Prozent durch entsprechend eingesetzte Venturiventile möglich machen. Aufgrund der verschiedenen Ventile erhöht sich die inspiratorische Sauerstoffkonzentration *nicht* durch Erhöhung des Flows.

(vgl. Schwabbauer 2015, S. 30; vgl. Schäfer, Kirsch, Scheuermann, Wagner 2011, S. 40).

4.2.2 High-flow-Systeme

Überwiegt das Minutenvolumen der Patientin und des Patienten die Flowrate dieser Low-flow-Systeme, ist der Sauerstoffvorrat aufgebraucht und es wird Raumluft inhaliert. Die Konzentration an inhaliertem Sauerstoff hängt von der Größe des Sauerstoffreservoirs, der Füllrate des Reservoirs und dem Atemminutenvolumen ab. High-flow-Geräte bieten eine gleichbleibende Konzentration an inhaliertem Sauerstoff unabhängig vom Atemmuster. Sauerstoff und Umgebungsluft wird in einem Mischer zusammengeführt und mit einem stufenlos regelbaren Flow in das Schlauchsystem geleitet. Auch die Sauerstoffkonzentration wird stufenlos reguliert. Es kann dabei eine inspiratorische Sauerstoffkonzentration erreicht werden. Allerdings muss aufgrund des hohen Flows eine aktive Befeuchtung angebracht werden (vgl. Schwabbauer 2015, S. 30-31; vgl. Marino 2008; S. 313-315).

4.3 Aktive Atemgaskonditionierung und Pflege unter Sauerstofftherapie

Strömt längere Zeit trockene und kalte Luft in die Atemwege mittels Low-flow-System oder High-flow-Systeme, können folgende Komplikationen auftreten: *Austrocknung der Mukosa, Verlust der Ziliartätigkeit, Sekretretention und Sekreteindickung, Verminderung der Surfactantaktivität, Ausbildung von Atelektasen mit zunehmender Verschlechterung des Gasaustausches, Schleimhautulzerationen, Bronchospasmus, Hypothermie* und *Infektionen* (vgl. Oczenski 2012, S. 488; vgl. Larsen 2012, S. 675). Eine optimale Funktion der mukoziliären Clearance liegt unter physiologischen Bedingungen vor mit einem absoluten Feuchtigkeitsgehalt von 44 Milligramm pro Liter und einer entsprechenden 100 prozentigen relativen Feuchtigkeit bei 37 Grad Celcius.

Wie bereits angedeutet muss bei hohen Flussraten und bei einer Laufzeit über sechs Stunden der Sauerstoff angefeuchtet werden da es ansonsten zu Austrocknung der Schleimhaut führt (vgl. Schwabbauer, Riessen 2010, S. 30). Unter der relativen Feuchtigkeit versteht man den prozentualen Wasseranteil eines Gasgemisches bezogen auf den temperaturabhängigen maximal möglichen Wassergehalt (vgl. Oczenski 2006, S. 369; Schwabbauer, Riessen 2010, S. 30). Wie diese Befeuchtung aussehen kann wird in den nächsten

Unterkapiteln näher erläutert. Vor der Sauerstoffgabe sollte der Patient seine Nase schnäuzen und die Sauerstofftherapie beinhaltet nicht nur die Sauerstoffgabe sondern auch die Nasenpflege. Die Nasenpflege beinhaltet die Befeuchtung, Reinigung und Pflege mittels Creme.

Die Ziele der Nasenpflege beinhalten:

- Erhaltung beziehungsweise Wiederherstellung einer intakten Nasenschleimhaut
- Gewährleisten von Sekretabflusses
- Verhindern von Entzündungen und gegebenfalls von Druckgeschwüren
- Schutz vor Hautirritationen durch Fixierungsmaterial

Ebenso muss bei der Sauerstofftherapie auf Ulzerationen hinter den Ohren geachtet werden. Die Schlaufen dieser Nasenbrille liegen hinter den Ohren und werden unter dem Kinn wieder zusammengezogen. Dadurch entsteht ein gewisser Druck hinter den Ohrläppchen. Diese entstehen nicht selten und werden desöfteren nicht bemerkt, wie wir aus unserer eigenen Pflegepraxis kennen. Daher sollte nach täglichem Wechsel der Nasenbrille, spätestens nach 48h, die Ohren inspiziert werden. Gerade bei täglich ständigen Tragen der Nasenbrille besteht dahingehend hohe Gefahr.

(vgl. Menche 2004, S. 690-692)

4.3.1 Aqua-Pack

Da der Sauerstoff trocken vorliegt, wird er zur Vermeidung von Schleimhautschäden mit destilliertem Wasser, sogenannte Aqua-Pack, angefeuchtet. Streng aseptisches Arbeiten im Handling mit dem Aqua-Pack vermeidet Kontamination mit Krankheitserregern (vgl. Menche 2004, S. 690-692). Der Aqua-Pack wird auch Kaltbefeuchter oder Sprudler genannt. Das Atemgas strömt durch kaltes Wasser zum Patienten und aufgrund dieser fehlenden Anwärmung ist nur eine geringe Wasseraufnahme möglich. Daher setzt der Sprudler seine Grenze und wird nur zur Anwendung in Verbindung einer Nasenbrille verwendet. Da die relative Feuchtigkeit temperaturabhängig ist, beträgt dementsprechend die relative Feuchtigkeit bei Raumtemperatur nur 60 Prozent (vgl. Oczenski 2006, S. 371). Das Gasgemisch aus den Wandanschlüssen ist circa 15 Grad Celcius kalt mit einer relativen Feuchtigkeit von zwei Prozent. Dieses kalte Gasgemisch wird von Patientinnen und

Patienten bei Daueranwendung als sehr unangenehm empfunden, wie auch wir aus unserer Pflegepraxis berichten können. Die optimale Funktion der mukoziliären Clearance wird dabei nicht erreicht und es kommt zu den bereits oben genannten Komplikationen mit einer einhergehenden steigenden Infektionsrate (vgl. Rothaug, Dubb, Kaltwasser 2009, S. 12-13).

4.3.2 Aktivbefeuchtung bei High-flow-Systeme

Mittels High-flow-Systeme können sehr hohe Gasflüsse entstehen, wie bereits beschrieben. Dies führt zur einer Austrocknung und nachfolgender Schädigung der Schleimhäute im Nasen-Rachen-Raum. Daher muss die High-flow-Therapie zwingend mit einem aktiven Befeuchtungssystem kombiniert werden (vgl. Larsen 2012, S. 679). Unter physiologischen Bedingungen wird das Atemgas vorwiegend in den oberen Atemwegen erwärmt und befeuchtet und erreicht, wie bereits zuvor beschrieben, ein physiologisches Gleichgewicht von Wärme und Feuchtigkeit. Mittels der aktiven Befeuchtung muss eine relative Feuchtigkeit zwischen 75 bis 100 Prozent erreicht werden, so dass es zu keiner Eintrocknung der Sekrete im Respirationstrakt führt. Die Temperatur darf dabei nicht über 41 Grad Celcius überschreiten und jedoch mindestens auf 32 Grad Celcius erwärmt werden. Aus den zuvor genannten Begründungen wird an der Heizplatte der Aktivbefeuchtung die Temperatur auf circa 37 Grad Celcius eingestellt (vgl. Schwabbauer, Riessen 2009, S. 30-31; vgl. Oczenski 2006, S. 371-376). Die Aktivbefeuchtung stellt selbst ein sehr großes Thema dar, welches wir in diesem Umfang nicht näher beleuchten können. Wir möchten uns hiermit nur auf die Verabreichung des Sauerstoffs in den beschriebenen Methoden konzentrieren.

5 Fazit

„Sauerstoff ist das am meisten verwendete Medikament in der Intensivmedizin" (Larsen 2012, S. 678). Der unbedachte Gebrauch, wie in Kapitel 1.3 bereits angedeutet, von medizinischem Sauerstoff muss aufgrund seiner toxischen Wirkung überdacht werden. Ebenso wird oftmals die exakte Dosierung vergessen (vgl. Larsen 2012, S. 678). Wie bereits in den ersten Kapiteln beschrieben zeigt sich auf einer Intensivstation selten eine Patientin oder ein Patient ohne Sauerstofftherapie und auch oftmals wird dieser mit einer

Monitoranzeige von 100 Prozent Sauerstoff versorgt und betreut. Und nicht selten zeigen sich in der Blutgasanalyse arterielle Sauerstoffpartialdruckwerte von weit über 100 Millimeter Quecksilbersäule. Und diese Werte sind bereits toxisch. Selten wird die exakte Dosierung hinterfragt, insbesondere bei der Gabe mittels einer Sauerstoffbrille oder Sauerstoffmaske. Auch wir können dies aus unserer eigenen Pflegepraxis berichten. Die grundlegende Indikation für die Sauerstofftherapie sind Oxygenierungsstörungen, welche am abfallenden arteriellen Sauerstoffpartialdruck erkennbar sind und nachfolgend die sinkende arterielle Sauerstoffsättigung. Sauerstoff bildet infolge der Adenosintriphosphat-Produktion (Kapitel 2.2) toxische Metaboliten und diese können zu Zellschäden führen. Es besteht die Möglichkeit eines inflammatorischen Lungenschadens. Diese zeigen sich in der Ausbildung von Resorptionsatelektasen. Die entstehenden Sauerstoffradikalen führen zu einer Schädigung der mukozillären Clearance, dem Selbstreinigungsmechanismus der Bronchien, und zu einer Zerstörung des Surfactants. Ebenso kann es zu einem Permeabilitätsödem infolge der Schädigung der alveolo-kapillären Membran führen. Die toxische Grenze der Sauerstoffinhalation wurde auf 60 Prozent über 24 Stunden gesetzt. Es bedarf eines Monitorings, siehe Kapitel 4.1, im Sinne der kontinuierlichen Messung des arteriellen Sauerstoffpartialdrucks und Sauerstoffsättigung. Mit dieser Hausarbeit ist es uns gelungen unseren eigenen Stellenwert der Sauerstofftherapie und des notwendigen Monitorings in den Mittelpunkt zu rücken und uns darauf zu sensibilisieren. Dies werden wir in unserer Praxis weitertragen und für die entsprechende Umsetzung sorgen.

Aber um die Gewebeoxygenierung zu integrieren bedarf es der Messung der gemischt venösen Sättigung zur Beurteilung des Gleichgewichts zwischen Sauerstoffangebot und der systemischen Sauerstoffaufnahme. Ebenso sollte auf eine adäquate antioxidative Zufuhr von Selen und Vitamin E geachtet werden, welche zur Inaktivierung von freien Radikalen dienen (vgl. Marino 2008, S. 315-319; vgl. Oczenski 2012, S. 454). In der Praxis wird dieser Wert leider nicht sehr häufig angewandt. In der Herzchirurgie hat dieser Wert einen höheren Stellenwert, aber meist nur in der Kombination mit einer Dobutamingabe. Die antioxidative Gabe von Selen haben wir bisher nur in der Herzchirurgie kennen gelernt. Dieses wird nach mehreren Tagen mit einem hohem inspiratorischem Sauerstoffgehalt verabreicht, nach den oben genannten Richtlinien.

Gerade im operativen intensivmedizinischen Bereich finden wird häufig Patientinnen und Patienten, welche eine Monitoranzeige von 100 Prozent Sauerstoffsättigung anzeigen. Und oftmals zeigt sich postoperativ eine niedrige Hämoglobinkonzentration. Die Rechnung hierzu findet sich hierzu im Kapitel 2.3, hämorrhagischer Schock. Dies macht uns deutlich wie unzureichend der Wert der Pulsoxymetrie sein kann und dass die Sauerstofftherapie unter der Berücksichtigung verschiedener Parameter durchgeführt werden muss. Auch wir kennen oftmals die unzureichende Sauerstoffgabe unter der alleinigen Berücksichtigung der Monitorangabe. In diesem Falle zeigen sich häufig abgeschlagene, müde und unter Atemnot leidende Patientinnen und Patienten. Wir sehen eine Monitoranzeige von 100 Prozent Sauerstoff und wundern uns über die klinische Symptomatik. Dieser Fall zeigt uns dass die Monitoranzeige nicht alleine betrachten werden darf. Denn in diesem Falle fehlt der Patientin beziehungsweise dem Patient der Träger des Sauerstoffs, das Hämoglobin.

In der Praxis versorgen wir oftmals Patientinnen und Patienten, welche mittels Nasenbrille und der alleinigen Anwendung eines Aqua-Pack und dies über mehrere Tage. Es zeigen sich dabei Patientinnen und Patienten mit der Gabe von höchstens zwei Liter Sauerstoff und dies indiziert noch keine High-flow Therapie und dabei werden oftmals die Komplikationen in der Anwendung von Kaltsprudeln toleriert wie beispielsweise trockene blutige Nasenschleimhaut, Schmerzen in der Nase und Ulzera hinter den Ohren. Dementsprechend zeigt sich ein hoher Stellenwert in der Nasen- und Ohrenpflege.

Die Hausarbeit zeigt uns, dass keine allgemeingültige Festsetzung der inspiratorischen Sauerstoffkonzentration gemacht werden kann. Das Alter und die Lungenvolumina und Erkrankungen beeinflussen den Bedarf an medizinischem Sauerstoff. Dies sollte bei der täglichen Versorgung und Betreuung der Patientinnen und Patienten berücksichtigt werden. Ebenso sollte anhand des Monitors auch ersichtlich sein, wann eine Sauerstofftherapie nicht mehr notwendig ist. Im Umkehrschluss sollte anhand von Leitlinien, siehe Kapitel 6, die akute respiratorischer Insuffizienz und ersichtlicher notwendiger maschineller Beatmung erkannt werden. Beispielsweise anhand eines Frühwarn-Bewertungssystem, siehe Empfehlung des European Resuscitation Council, zur Erkennung einer/ eines gefährdeten Patientin/Patienten (vgl. European Resuscitation Council 2010, S. 8-9).

Die britische Studie, Literaturverzeichnis, bietet hierzu eine gute Übersicht bezüglich der Sauerstofftherapie im Einzelnen. Die physikalische und auch die pharmakologische Atemtherapie spielt eine große Rolle bei der Sauerstofftherapie und bedarf einer gesonderten Betrachtung. Diese Arbeit beinhaltet nicht die invasive Beatmungstherapie im Sinne der Sauerstofftherapie. Ebenso wird die Sauerstofftherapie bei Kindern ausgeschlossen. Dies bedarf einer weiteren vertieften Betrachtung. Ebenso kann die Thematik auf die Langzeitsauerstofftherapie ausgeweitet werden (Verweis: Magnussen 2008).

6 Ausblick

In diesem Kapitel möchten wir einen Ausblick in die Indikation zur maschinellen Beatmung bieten und kann als Vertiefung unserer Hausarbeit dargestellt werden. Die Patientin beziehungsweise der Patient ist nicht mehr imstande mit Hilfe der notwendigen Atemarbeit für einen adäquaten Gasaustausch zu sorgen. Die Indikation hierfür zeigt sich in der nächsten Abbildung:

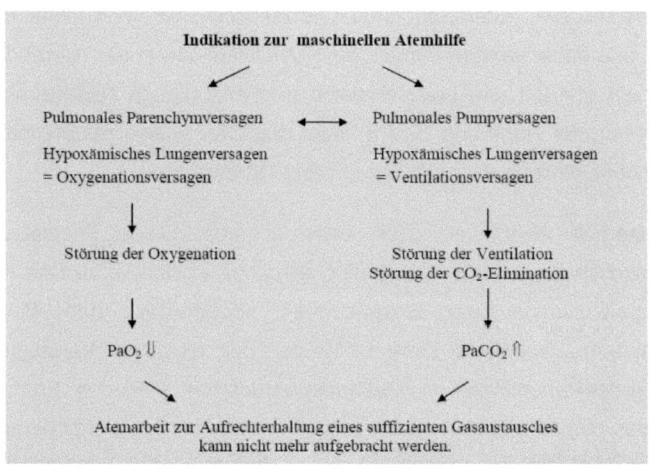

Abbildung 2

(Oczenski, Hörmann 2012, S. 6)

Die Atemhilfe kann hierbei die invasive aber auch die non-invasive Ventilation sein.

- European Resuscitation Council: Immediate Life Support. ERC Leitlinien 2010. 3. Ausgabe. ACCO Verlag, Belgien 2010
- Knipfer, Eva; Kochs, Eberhard: Klinikleitfaden Intensivpflege. 5. Auflage, Urban und Fischer Verlag, München 2012
- Lang, Hartmut: Beatmung für Einsteiger. Eine Lernhilfe für Intensivpersonal. Verlag Hartmut Lang, Hamburg 2007
- Larsen, Reinhardt: Anästhesie und Intensivmedizin für die Fachpflege. 7., vollständig überarbeitete Auflage, Springer-Verlag, Berlin-Heidelberg 2007
- Larsen, Reinhardt: Anästhesie und Intensivmedizin für die Fachpflege. 8., vollständig überarbeitete Auflage, Springer-Verlag, Berlin-Heidelberg 2012
- Magnussen, Helgo et al.: Leitlinien zur Langzeit-Sauerstofftherapie Deutsche Gesellschaft für Pneumologie und Beatmungsmedizin e.V. Guidelines for Long-Term Oxygen Therapy German Society for Pneumology and Respiratory Medicine. 2008. Online unter: http://www.pneumologie.de/fileadmin/pneumologie/downloads/Leitlinien/s -2008-1038290.pdf?cntmark (23.09.2015)
- Marino, Paul L.: Das ICU Buch. Praktische Intensivmedizin. 4. Auflage, Elsevier GmbH, München 2008
- Menche, Nicole: Pflege Heute. Lehrbuch für Pflegeberufe. 3., vollständig überarbeitete Auflage, Urban und Fischer Verlag, München 2004
- Müller, Rainer: Atmung, Stoffwechsel und Blutkreislauf. Online unter: https://www.tu-braunschweig.de/Medien-DB/ifdn-physik/atmungstoffwechsel.pdf (30.07.2015)
- Oczenski, Wolfgang: Atmen – Atemhilfen. Atemphysiologie und Beatmungstechnik. 9., überarbeitete und erweiterte Auflage, Georg Thieme Verlag, Stuttgart 2012
- Oczenski, Wolfgang; Hörmann, Christoph: ÖGARI-Leitlinien zur invasiven Beatmung von Intensivpatienten. 2012. Online unter: http://www.oegari.at/web_files/dateiarchiv/editor/leitlinie_invasiven_beatmung_von_intensivpatienten_2012.pdf (23.09.2015)

- O'Driscoll et al.: Guideline for emergency oxygen use in adult patients. S L Johnston, United Kingdom 2008

- Rothaug, Oliver; Dubb, Rolf; Kaltwasser, Arnold: Neue Wege in der Beatmungstherapie. Einsatz der nichtinvasiven Ventilation (NIV) im intensivtherapeutischen Bereich. In: Intensiv. 17 (2009), S. 4-16

- Schwabbauer, Norbert: Vorsicht walten lassen. In: Die Schwester Der Pfleger. 5 (2015), S. 28-31

- Schäfer, Sigrid; Kirch, Frank; Scheuermann, Gottfried; Wagner, Rainer: Fachpflege Beatmung. 6. Auflage, Urban und Fischer Verlag, München 2011

- Schäffler, Arne; Menche, Nicole: Biologie, Anatomie, Physiologie. 6., überarbeitete Auflage, Urbach und Fischer Verlag, München 2000

- Schwabbauer, Norbert; Riessen, Reimer: Sekretmanagement in der Beatmungsmedizin. 1. Auflage, UNI-MED Verlag AG, Bremen 2010

- Striebel, Hans Walter: Anästhesie, Intensivmedizin, Notfallmedizin. 8. Auflage, Schattauer GmbH, Stuttgart 2013

BEI GRIN MACHT SICH IHR
WISSEN BEZAHLT

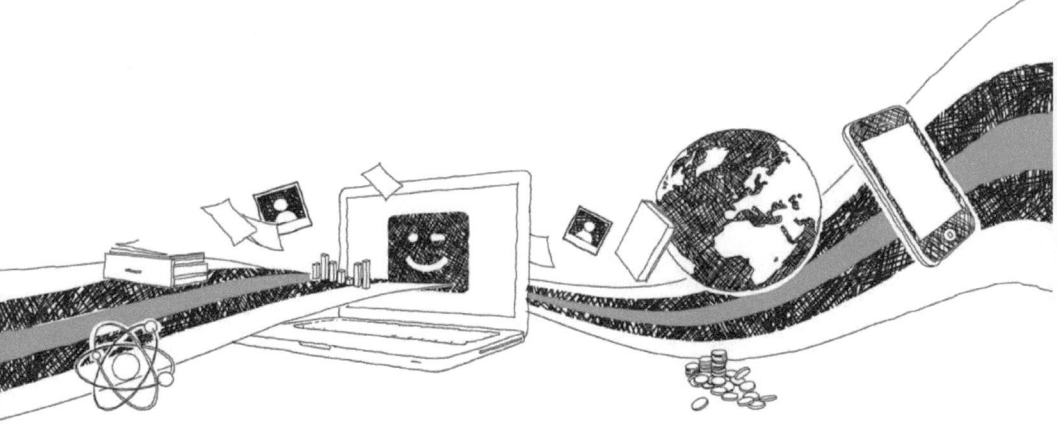

- Wir veröffentlichen Ihre Hausarbeit,
  Bachelor- und Masterarbeit

- Ihr eigenes eBook und Buch -
  weltweit in allen wichtigen Shops

- Verdienen Sie an jedem Verkauf

Jetzt bei www.GRIN.com hochladen
und kostenlos publizieren

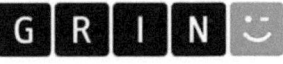